Punam R. Pal
Sughosh V. Upasani
Prakash H. Patil

Adesão à medicação e doentes com doenças cardiovasculares
Parte 02

AF294559

Punam R. Pal
Sughosh V. Upasani
Prakash H. Patil

Adesão à medicação e doentes com doenças cardiovasculares Parte 02

Material-Métodos, Resultados, Discussão e Conclusão

ScienciaScripts

CENTENAS

Ponha o seu coração, mente e alma mesmo nos seus actos mais pequenos.

Este é o segredo do sucesso. -

Swami Sivananda

PREFÁCIO

Este livro, parte 02, que inclui Material-Métodos, Resultados, Discussão e Conclusão, procura focar um aspeto da adesão dos doentes. A adesão à farmacoterapia crónica é fraca. A adesão à medicação é um importante problema de saúde. Para compreender melhor a sua importância entre as populações vulneráveis, é necessário dispor de uma abordagem de medição válida, fiável e prática. Os investigadores propuseram vários métodos concorrentes, incluindo contagens de comprimidos e medidas de auto-relato. A adesão à medicação foi definida como a medida em que os doentes tomam os medicamentos tal como prescritos pelos seus prestadores de cuidados de saúde. Uma má adesão à medicação diminui os benefícios da farmacoterapia para a saúde. Os doentes idosos com factores de risco coronário necessitam frequentemente de tratamento com múltiplos medicamentos, o que os coloca em risco acrescido de não adesão. Este estudo tem como objetivo testar a eficácia de um programa abrangente de cuidados farmacêuticos para melhorar a adesão à medicação e os seus efeitos associados na pressão arterial (PA) e no colesterol de lipoproteínas de baixa densidade (LDL-C). Os autores concluíram que um programa de cuidados farmacêuticos conduziu a um aumento da adesão à medicação, à persistência da medicação e a reduções clinicamente significativas da PA e do nível de LDL, ao passo que a interrupção do programa foi associada a uma diminuição da adesão e da persistência da medicação. Os dados foram compilados de forma a serem considerados "prontos a utilizar". Este livro não é do tipo habitual; tentámos torná-lo mais fácil de ler.

RECONHECIMENTO

O(s) autor(es) e o editor agradecem a ajuda e o apoio de todos aqueles que, direta ou indiretamente, contribuíram para a realização deste estudo.

CAPÍTULO Nº. 01 RESUMO

<u>**RESUMO**</u>

ANTECEDENTES:

A adesão à farmacoterapia crónica é fraca. A adesão à medicação é uma questão de saúde importante. Para compreender melhor a sua relevância entre as populações vulneráveis, é necessário dispor de uma abordagem de medição válida, fiável e prática. Os investigadores propuseram vários métodos concorrentes, incluindo contagens de comprimidos e medidas de auto-relato. A adesão à medicação foi definida como a medida em que os doentes tomam os medicamentos tal como prescritos pelos seus prestadores de cuidados de saúde. Uma má adesão à medicação diminui os benefícios da farmacoterapia para a saúde. Os doentes idosos com factores de risco coronário necessitam frequentemente de tratamento com múltiplos medicamentos, o que os coloca em maior risco de não aderência.

OBJECTIVOS:

Testar a eficácia de um programa abrangente de cuidados farmacêuticos para melhorar a adesão à medicação e os seus efeitos associados na tensão arterial (PA) e no colesterol de lipoproteínas de baixa densidade (LDL-C).

MATERIAIS E MÉTODOS:

Estudo de coorte prospetivo e observacional. Neste estudo, observou-se uma melhoria da adesão à medicação e dos seus efeitos associados nos doentes antes e depois do envolvimento do farmacêutico (intervenção). Os registos da farmácia são revistos, a adesão à medicação foi medida pela proporção de dias cobertos. A PDC<80% foi classificada como má adesão. (New York Heart Association)

Grupo A - Hipertensão (grupo habitual), Grupo B - Hiperlipidemia Grupo de intervenção (envolvimento do farmacêutico) Após uma fase de rodagem de 2 meses (medição da adesão inicial, PA e LDL-C), os pacientes entraram numa fase de intervenção de 6 meses (educação padronizada sobre medicação, acompanhamento regular por farmacêuticos e medicamentos dispensados em embalagens específicas). Após a fase de intervenção, os doentes foram aleatorizados para continuarem a receber cuidados farmacêuticos versus cuidados habituais durante mais 6 meses.

RESULTADOS:

Foram incluídos 200 doentes idosos com um máximo de 60-70 anos de idade, que tomavam mais de quatro medicamentos crónicos. Os factores de risco coronário incluíam hipertensão tratada com medicamentos em 102 doentes (91,5%) e hiperlipidemia tratada com medicamentos em 99 doentes

(80,6%). A adesão à medicação inicial foi de 61,33% no grupo de cuidados habituais e de

Após 6 meses de intervenção, a adesão à medicação aumentou para 72,22% no grupo dos cuidados habituais e para 78,86% no grupo dos cuidados farmacêuticos e foi associada a melhorias significativas da PA e do colesterol LDL. Dois meses após a randomização, a persistência da adesão à medicação diminuiu para 69,1% entre os pacientes designados para os cuidados habituais, enquanto que foi mantida em 85,66% nos cuidados farmacêuticos. Este facto foi associado a reduções significativas da PA sistólica no grupo dos cuidados farmacêuticos em comparação com o grupo dos cuidados habituais, mas sem diferenças significativas entre os grupos nos níveis ou reduções DO COLESTEROL LDL.

Conclusões:

Um programa de cuidados farmacêuticos levou a um aumento da adesão à medicação, à persistência na medicação e a reduções clinicamente significativas da PA e do nível de LDL, enquanto a interrupção do programa foi associada a uma diminuição da adesão e da persistência na medicação.

Palavras chave: Adesão à medicação, Lipoproteínas de baixa densidade, Pressão arterial,

CAPÍTULO NO. 02 MATERIAIS E MÉTODOS

MATERIAIS E MÉTODOS

O presente estudo envolve a avaliação da adesão à medicação em doentes com elevado risco de doenças cardiovasculares. Os doentes foram recrutados no departamento de ambulatório do centro de reabilitação cardíaca e na divisão de medicina do Asian Heart Institute and Research Centre, Mumbai, Maharashtra.

O estudo envolveu as seguintes etapas

LOCAL DE ESTUDO :-

Este estudo foi planeado e realizado no departamento de ambulatório do *Asian Heart Institute and Research Centre, em Mumbai.* O protocolo foi aprovado pelo *Comité Institucional de Ética Humana do R. C. Patel Institute of Pharmaceutical Education and Research, Shirpur.*

DESENHO DO ESTUDO:- Estudo prospetivo, observacional, aleatório, neste estudo foi observada a melhoria da adesão à medicação e os seus efeitos associados nos doentes antes e depois do envolvimento do farmacêutico (intervenção). Os registos da farmácia são revistos, a adesão à medicação foi medida pela proporção de dias cobertos. A PDC<80% foi classificada como má adesão (New York Heart Association).

CONTEXTO DO ESTUDO:

O estudo foi realizado no departamento de medicina e no centro de reabilitação cardíaca, que estavam atualmente a fazer o controlo da hipertensão e da hiperlipidemia no Asian Heart Institute and Research Centre, em Bombaim.

FONTE DE DADOS:

Recolha de todas as informações necessárias e pertinentes:

Cartões *OOPD*

* Relatório de dados laboratoriais

* Registos dos doentes

* Comunicação verbal com o doente

SELECÇÃO DE DOENTES:

Todos os doentes foram seleccionados com base nos seguintes critérios:

Critérios de inclusão:

1) Género (masculino/feminino)

2) Pacientes que estão dispostos a participar no estudo.

3) Todos os doentes que tiveram alta do serviço de cardiologia.

Critérios de exclusão:

1) Idade inferior a 18 anos

2) Pacientes que estão dispostos a participar no estudo

3) Pacientes internados

<u>RECOLHA DE DADOS DOS DOENTES:</u>

O formato de introdução de dados do doente denominado "Proforma" foi preparado para recolher todas as informações essenciais que envolviam o doente e a medicação. O formato contém pormenores como:

<u>Detalhe dos pacientes:</u>

Os dados relativos ao doente incluíam o nome, o número de registo ambulatório, o grupo, o nome do hospital, o nome dos consultores, a morada, a idade, o sexo, a morada, o número de telefone, a profissão, a escolaridade, a história social, a história familiar, etc.

<u>Outros pormenores:</u>

Os outros pormenores sobre o doente incluídos no formulário eram as queixas actuais, os exames (tensão arterial, pulsação e peso do doente em cada visita ao hospital), a história médica anterior, a história da medicação anterior e o diagnóstico.

Fluxo de doentes através do protocolo do estudo:- Quadro n.º 4.1

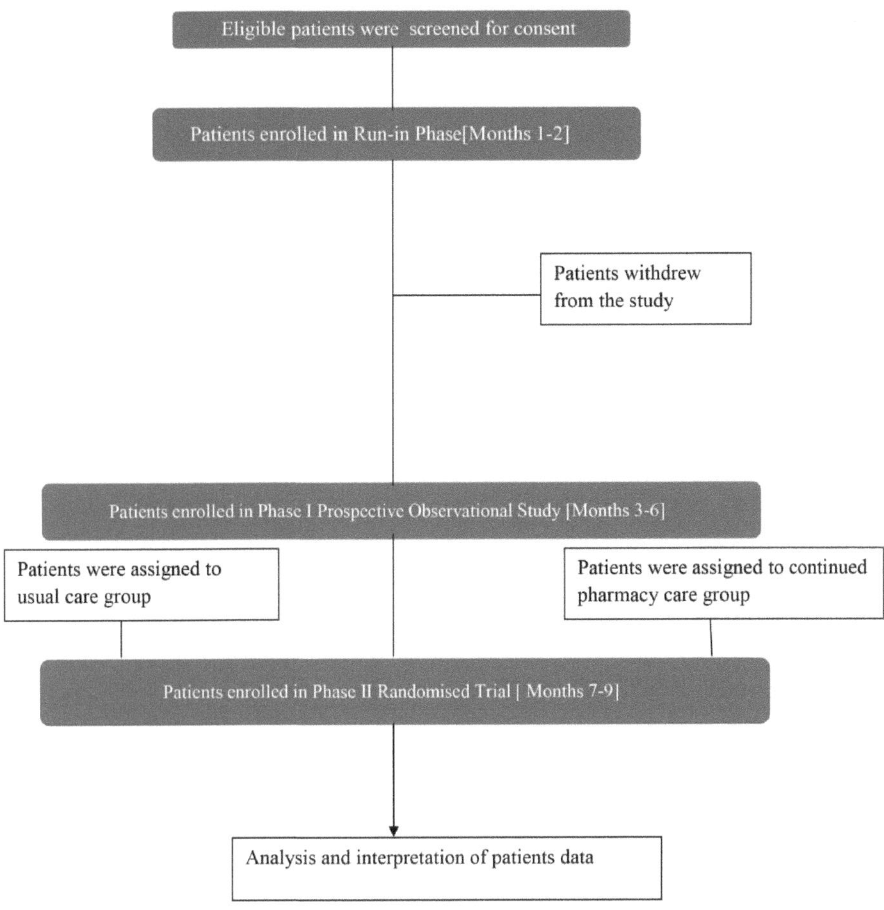

1. Colesterol total:

O método CHOD- PAP foi utilizado para estimar o colesterol sérico. Foi calculado utilizando um kit padrão disponível no mercado, fabricado pela AGAPPE Diagnostic LTD, Ernakulum, Kerala (Índia). A determinação do colesterol sérico foi efectuada utilizando o MICROPLATE READER fabricado pela Biotech USA.

Princípio - Determinação enzimática do colesterol total de acordo com a seguinte reação CHE

Cholesterol Ester $\longrightarrow$ Cholesterol + Fatty Acid

CHO

Cholesterol $+O_2$ $\longrightarrow$ 4Cholesten-3-one$+H_2O_2$

POD

2 H_2O_2 + Phenol + 4 Aminoantipyrine $\longrightarrow$ Red quinine + $4H_2O$

CHE – Cholesterol Esterase   CHO – Cholesterol Oxidase

POD- Peroxidase.

Conteúdo do kit:

Composição do reagente:

Reagente 1: Colesterol (S.L) R1 5X25mL/5x100mL/4x250mL

Tampão de tubos, (pH6,70) 50 mmol/L, Fenol 24 mmol/L, Colato de sódio 0,5 mmol/L, 4-aminoantipirina 0,5 mmol/L, Colesterol Esterase $\geq$180 U/L, Colesterol Oxidase$\geq$200 U/L, Peroxidase $\geq$1000 U/L

Reagente 2: Colesterol (S.L) Padrão 1x5 mL

Concentração padrão de colesterol 200 mg/dL

Significado clínico do colesterol total:- O colesterol é o principal lípido presente no sangue, na bílis e nos tecidos cerebrais. É também um dos esteróides mais importantes do corpo e é o precursor de muitas hormonas esteróides. O fígado metaboliza o colesterol e este é transportado na corrente sanguínea pelas lipoproteínas. O nível aumentado encontra-se na hipercolesterolemia, hiperlipidemia, hipotiroidismo, diabetes não controlada, síndrome nefrítica e cirrose. O nível diminuído encontra-se na má absorção, desnutrição, hipertiroidismo, anemia e doenças hepáticas.

Parâmetros gerais do sistema de colesterol total: Quadro n.º 4.2

Modo de reação	Ponto final
Declive da reação	Aumentar
comprimento de onda 1 (nm)	505 nm (492-550)
comprimento de onda 2 (nm)	630 nm
Temperatura	37° C
Concentração padrão	200 mg/dl

Linearidade	600 mg/dl
Em branco	Reagente
Tempo de incubação (min)	5 min
Volume da amostra (µl)	10 µl
Volume do reagente (µl)	1000 µl
Cuvete	1 cm de trajetória da luz

	Em branco	Padrão	Teste
Trabalho Reagente	1000 µl	1000 µl	1000 µl
Padrão		10 µl	_
Teste			10 µl

Tabela 4.2: Procedimento para a determinação do colesterol total

Misturar e incubar durante 5 minutos a 37° C. Medir a absorvância do teste e do padrão em relação ao branco do reagente.

Cálculo para o colesterol total:

Intervalo normal para o colesterol: Tabela n.º 4.3 <u>(ATP III - Limites recomendados para o colesterol total no sangue em jejum de adultos)</u>

Teste	Gama normal		
	Ótimo (mg/dl)	Limítrofe (mg/dl)	Risco elevado (mg/dl)
Colesterol total	<200	200-239	>240

Triglicéridos:

O método GPO- PAP foi utilizado para estimar os triglicéridos séricos. Foi calculado utilizando um kit padrão disponível no mercado, fabricado pela AGAPPE Diagnostic LTD, Ernakulum, Kerala (Índia). A determinação dos triglicéridos séricos foi efectuada utilizando o MICROPLATE READER fabricado pela Biotech USA.

Princípio de ensaio dos triglicéridos: Determinação enzimática de triglicéridos de acordo com a seguinte reação.

Lipoprotein lipase

$$TG + H_2O \longrightarrow Glycerol + Fatty\ Acid$$

Glycerol Kinase

$$Glycerol + ATP \longrightarrow Glycerol\text{-}3\text{-}phospate + ADP$$

GPO

$$Glycerol\text{-}3\text{-}phospate + O_2 \longrightarrow Dihydroxy\ Acetone\ phosphate + H_2O_2$$

POD

$$H_2O_2 + 4\text{-}APP + p\text{-}cholorophenol \longrightarrow Red\ quinoneimine$$

Conteúdo do kit:

Composição do reagente:

Reagente 1: Triglicéridos (S.L) R1 3X10mL/5x25mL/5x50mL/5x100mL

Tampão de tubos, (pH6,70) 50 mmol/L, p -clorofenol 5,3 mmol/L, ferrocinato de potassuim 10 µmol/L, sal de magnésio 17 mmol/L, 4-aminoantipirina 0,9 mmol/L, ATP 3,15 mmol/L, lipase lipoproteica $\geq$ 1800 U/L, glicerol quinase $\geq$450 U/L, glicerol-3 fosfato oxidase $\geq$ 3500 U/L, peroxidase $\geq$1000 U/L

Reagente 2: Triglicéridos (S.L) Padrão 1x5 mL

Triglicéridos Concentração padrão 200 mg/Dl

Parâmetros gerais do sistema para triglicéridos:

Modo de reação	Ponto final
Declive da reação	Aumentar
comprimento de onda 1 (nm)	505 nm (492-550)
comprimento de onda 2 (nm)	630 nm
Temperatura	37° C
Concentração padrão	200 mg/dl
Linearidade	1000 mg/dl
Em branco	Reagente
Tempo de incubação (min)	5 min

Volume da amostra (µl)	10 µl
Volume do reagente (µl)	1000 µl
Cuvete	1 cm de trajetória da luz

	Em branco	Padrão	Teste
Trabalho Reagnet	1000 µl	1000 µl	1000 µl
Padrão	-	10 µl	-
Teste	-		10 µl

Tabela 4.4: Procedimento para a determinação de triglicéridos

Misturar e incubar durante 5 minutos a 37° C. Medir a absorvância do teste e do padrão em relação ao branco do reagente.

Cálculo para Triglicéridos:

Significado clínico dos triglicéridos: Os TG são lípidos simples, formados no fígado por glicerol e ácido gordo. São transportados por VLDL e LDL e constituem cerca de 95% da gordura, armazenada como fonte de energia nos tecidos e no plasma. O seu nível elevado encontra-se em hiperlipidemias, diabetes, síndrome nefrítico e hipertiroidismo. Um nível elevado é um fator de risco para doença coronária arteriosclerótica, doença vascular periférica e pancreatite aguda. O nível diminuído encontra-se na desnutrição e no hipertiroidismo.

Gama normal de triglicéridos: <u>(ATP III - Limites recomendados para os triglicéridos no sangue em jejum de adultos) Quadro n.º 4.5</u>

Teste	Gama normal		
	Ótimo (mg/dl)	Limítrofe (mg/dl)	Risco elevado (mg/dl)
Triglicéridos	<150	150-199	>240

1. **Colesterol LDL:**

O método de proteção selectiva enzimática foi utilizado para estimar o colesterol LDL sérico. Foi calculado utilizando um kit padrão disponível no mercado, fabricado pela AGAPPE Diagnostic LTD, Ernakulum, Kerala (Índia). A determinação do LDL-colesterol sérico foi efectuada utilizando o MICROPLATE READER fabricado pela Biotech USA.

Princípio do teste de colesterol LDL: O LDL-C direct é um ensaio homogéneo para a medição direta do nível de LDL-C no soro ou plasma, sem necessidade de qualquer pré-tratamento ou centrifugação fora de linha. Na primeira reação, o colesterol não esterificado de LDL é sujeito a uma reação enzimática e o peróxido gerado é consumido pela peroxidase na presença de 4-AAP para produzir um produto incolor. O segundo reagente é constituído por um detergente capaz de solubilizar especificamente as LDL. A colesterol esterase e o acoplador cromogénico reagem com o LDL-C solubilizado para desenvolver a cor. A intensidade da cor formada é diretamente proporcional à concentração de LDL-C.

Importância clínica do colesterol LDL: Há muito que se sabe que o nível de colesterol total no sangue está relacionado com a doença coronária (CHD). Nos últimos anos, para além do colesterol total, o colesterol das lipoproteínas de baixa densidade tornou-se uma ferramenta importante para avaliar o risco individual de desenvolver CHD, uma vez que foi relatada uma forte relação negativa entre a concentração de LDL-C e a incidência de CHD. O colesterol LDL actua como um fator-chave na patogénese da aterosclerose e da doença arterial coronária (DAC).

Conteúdo do kit:

	Em branco	Calibrador	Teste
Reagente 1	450 µl	450 µl	4500 µl
Calibrador	-	5 µl	-
Teste	-		5 µl
Misturar e incubar durante 5 minutos a 37° C			
Reagente 2	150 µl	150 µl	150 µl
Misturar e incubar durante 5 minutos a 37° C. Medir a absorvância do calibrador e testar contra o branco do reagente a 546nm/660nm.			

Composição do reagente:

Reagente 1: LDL-C DIRECT R1 2x30 ml/2x45 ml

4-aminoantipirina 0,5 mmol/l, CHE, CO 1,2 U/mL, Peroxidase, tampão Good's pH 6,3

Reagente 2: LDL-C DIRECT R2 2x10/1x30 mL

N,N-bis (4-sulfobutil)-m-toluidina, sal dissódico (DSBm T) 1,0 mmol/l, tampão Good's pH 6,3

Reagente 2: CALIBRADOR DIRECTO DE LDL-C 1x3 ml

Parâmetros gerais do sistema para o colesterol LDL:

Modo de reação	Diferencial
Declive da reação	Aumentar
comprimento de onda 1 (nm)	546 nm
comprimento de onda 2 (nm)	660 nm
Temperatura	37° C
Concentração de calibração	63 mg/dl
Linearidade	450 mg/dl
Em branco	Reagente
Tempo de incubação (min)	5 min + 5 min
Volume da amostra (µl)	3 µl
Volume do reagente (µl)	270µl + 90 µl
Cuvete	1 cm de trajetória da luz

Tabela 4.6: Procedimento para a determinação do colesterol LDL

Cálculo do colesterol LDL:

Intervalo normal para o colesterol LDL: (Limites recomendados pelo ATP III para o colesterol LDL no sangue em jejum de adultos)

Teste	Gama normal		
	Ótimo (mg/dl)	Limítrofe (mg/dl)	Risco elevado (mg/dl)
Colesterol LDL	<100	130-159	>160

2.   Colesterol HDL:

O método de inibição imunológica foi utilizado para calcular o colesterol HDL sérico. Este foi calculado utilizando um kit padrão disponível no mercado, fabricado pela AGAPPE Diagnostic LTD, Ernakulum, Kerala (Índia). A determinação do HDL-colesterol sérico foi efectuada utilizando o MICROPLATE READER fabricado pela Biotech USA.

Princípio do colesterol HDL:

O anticorpo anti-lipoproteína β humana no reagente R1 liga-se a outras lipoproteínas que não as

HDL. Os complexos antigénio-anticorpo formados bloqueiam a reação enzimática quando se adiciona o reagente R2. A colesterol esterase e a colesterol oxidase do reagente R2 reagem apenas com o colesterol HDL. A reação enzimática com o HDL-C produz um complexo de cor azul após a condensação oxidativa de F-DAOS{N-etil-N-[2- hidroxi-3-sulfopropil]-3,5-dimetoxi-4-fluroanilina, sal de sódio } e 4-aminoantipirina na presença de peroxidase. Medindo a absorvância do complexo de cor azul produzido, no comprimento de onda ótimo, a concentração de HDL-C na amostra pode ser calculada quando comparada com a absorvância de HDL-C.

Significado clínico do colesterol HDL:

Há muito que se sabe que o nível de colesterol total no sangue está relacionado com a doença coronária. Nos últimos anos, para além do colesterol total, o colesterol das lipoproteínas de alta densidade tornou-se um instrumento importante utilizado para avaliar o risco individual de desenvolver doença coronária, uma vez que foi registada uma forte relação negativa entre o colesterol HDL e a incidência de doença coronária.

Conteúdo do kit:

Composição do reagente:

Reagente 1: HDL-C DIRECT R1 2x30 ml/2x45 ml/4x45ml

Tampão Good's pH 7, **4-aminoantipirina** 0,9 mmol/l, POD 2,4 UI/ml, anticorpo anti-humano □ -

lipoproteína em quantidade suficiente

Reagente 2: HDL-C DIRECT R2 2x10/1x30 ml/2x30 ml

Tampão de Good pH 7 30 mmol/L, CHE 4 UI/ml, CO 20 UI/ml, F-DAOS 0,8 mmol/L

Reagente 2: CALIBRADOR DIRECTO DE HDL-C 1x3 ml

Parâmetros gerais do sistema para HDL-colesterol:

Modo de reação	Ponto final
Declive da reação	Aumentar
comprimento de onda 1 (nm)	600 nm (590-620)
comprimento de onda 2 (nm)	700 nm (660-700)
Temperatura	37° C
Concentração de calibração	60 mg/dl
Linearidade	180 mg/dl

Em branco	Reagente
Tempo de incubação (min)	5 min + 5 min
Volume da amostra (µl)	5 µl
Volume do reagente (µl)	450µl + 150 µl
Cuvete	1 cm de trajetória da luz

	Em branco	Calibrador	Teste
Reagente 1	450 µl	450 µl	4500 µl
Calibrador	-	5 µl	-
Teste	-		5 µl
Misturar e incubar durante 5 minutos a 37° C			
Reagente 2	150 µl	150 µl	150 µl
Misturar e incubar durante 5 minutos a 37° C. Medir a absorção e comparar com o branco do reagente a 600nm/70			do calibrador 0nm.

Tabela 4.7: Procedimento para a determinação do colesterol HDL

Cálculo do colesterol HDL:

Intervalo normal para o colesterol HDL :(ATP III - Limites recomendados para o colesterol HDL em

Sangue em jejum para adultos)

Teste	Gama normal		
	Ótimo (mg/dl)	Limítrofe (mg/dl)	Risco elevado (mg/dl)
Colesterol HDL	>60		<40

ANÁLISE PERCENTUAL:

A idade, o género, o IMC (índice de massa corporal), a história social, o estado da dieta, a história familiar, os antecedentes e a pressão arterial foram avaliados e o seu valor percentual foi calculado. Os resultados foram expressos em percentagem. Foram analisados os dados do perfil lipídico (colesterol total, triglicéridos, colesterol HDL, colesterol LDL).

CAPÍTULO NO. 03 RESULTADOS

No presente estudo, um total de 2000 pacientes visitaram a OPD da divisão de medicina no Asian Heart Institute and Research Centre Mumbai. Neste estudo, os participantes foram inscritos de agosto de 2011 a outubro de 2011, com dados de acompanhamento recolhidos até abril de 2012. Aproximadamente 1000 pacientes visitaram o OPD da divisão de medicina, Asian Heart Institute, durante o período do estudo. Um total de 254 doentes foi selecionado para participar no estudo. Dos 254 doentes, 200 foram incluídos no estudo de acordo com os critérios de inclusão e exclusão. Desses indivíduos, alguns foram retirados do estudo devido à perda do seu acompanhamento e outros tiveram eventos adversos graves. No final, 190 doentes concluíram o estudo. A inscrição dos doentes é apresentada na Fig. Todos os doentes foram atribuídos aleatoriamente ao grupo de cuidados habituais e ao grupo de intervenção.

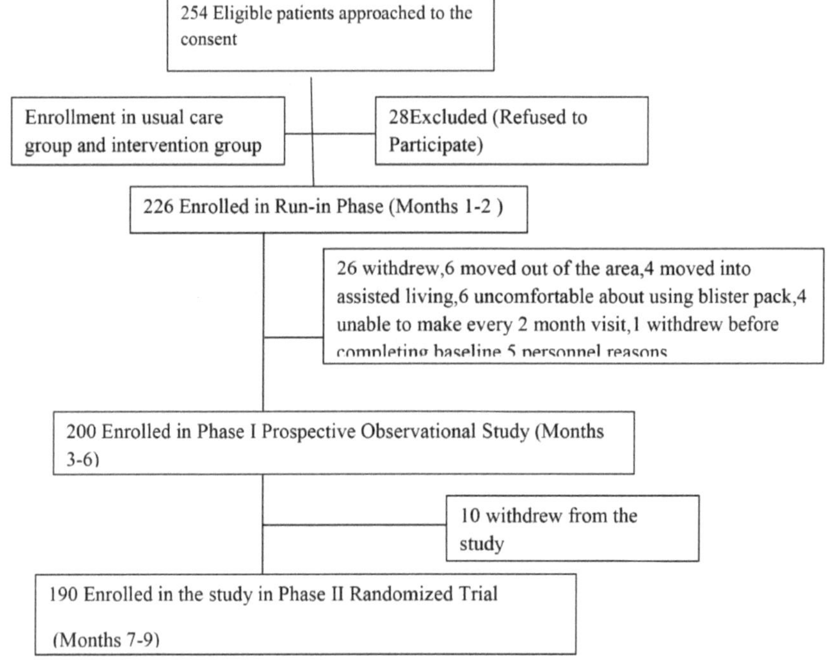

Quadro 5.1a:-Fluxograma representativo do estudo

Avaliação das condições gerais

Distribuição por idades:

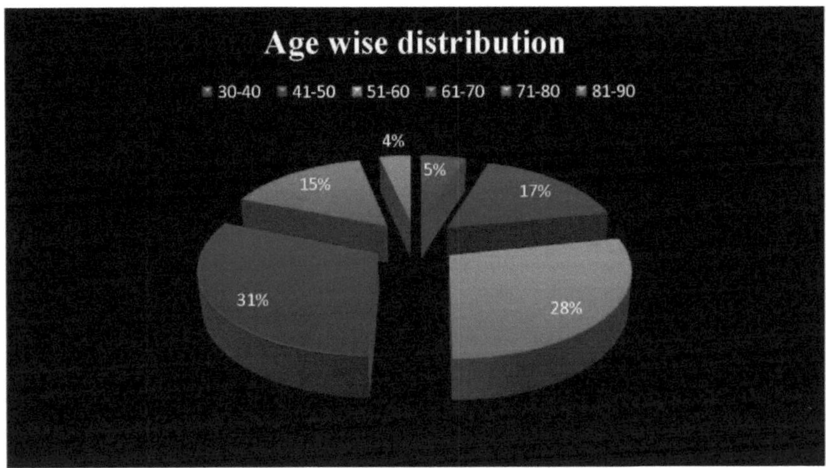

Fig:5.1 Distribuição etária

No presente estudo, todos os doentes inscritos foram divididos em cinco grupos etários: 30-40 anos, 41-50 anos, 51-60 anos, 61-70 anos, 71-80 anos e 81-90 anos, como se pode ver na tabela . Neste estudo, 10 (5%) doentes encontravam-se no grupo etário dos 30-40 anos, 34 (17%) doentes no grupo dos 40-50 anos, 57 (28%) no grupo dos 51-60 anos, 62 (31%) doentes no grupo etário dos 61-70 anos e 31 (15%) doentes no grupo etário dos 71-80 anos e 7 (4%) doentes no grupo etário dos 81-90 anos.

O estudo revelou uma elevada percentagem de idosos entre a população total do estudo. Acreditava-se que, à medida que a idade avança, os idosos são mais propensos a contrair doenças e a tomar mais medicamentos.

Distribuição por sexo:-

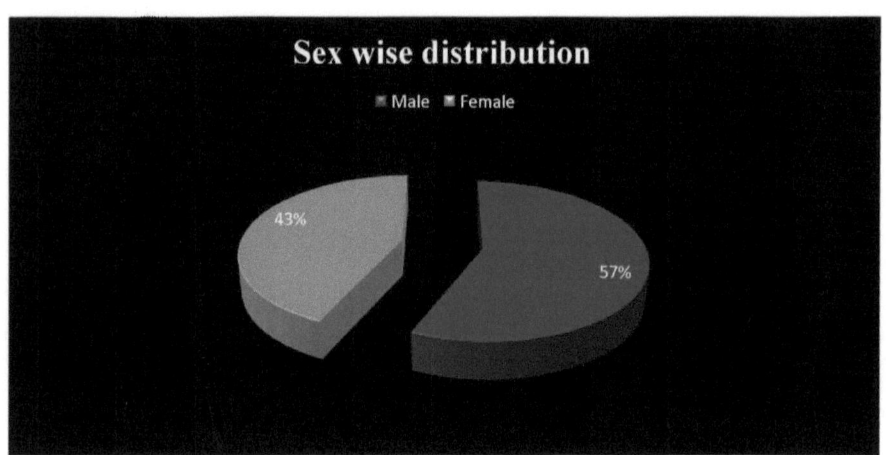

Fig 5.2 Distribuição por sexo

Foi feita uma tentativa de categorizar a população total do estudo com base no sexo (masculino e feminino). O estudo revelou que a população total do estudo de categorização do sexo era de 115 (57%) homens e 88 (43%) mulheres.

Distribuição por profissões:- - - - - - - Distribuição por profissões   -

Uma profissão pode ser utilizada para definir o estatuto socioeconómico (SES), tendo sido registada a profissão exercida durante o período mais longo da vida ativa.

O estudo revelou que, dos 202 doentes prescritos, 58% (116) eram empresários, 44% (88) estavam empregados, 19% (38) eram donas de casa, 21% (42) eram reformados e 3,50% (7) eram outros profissionais.

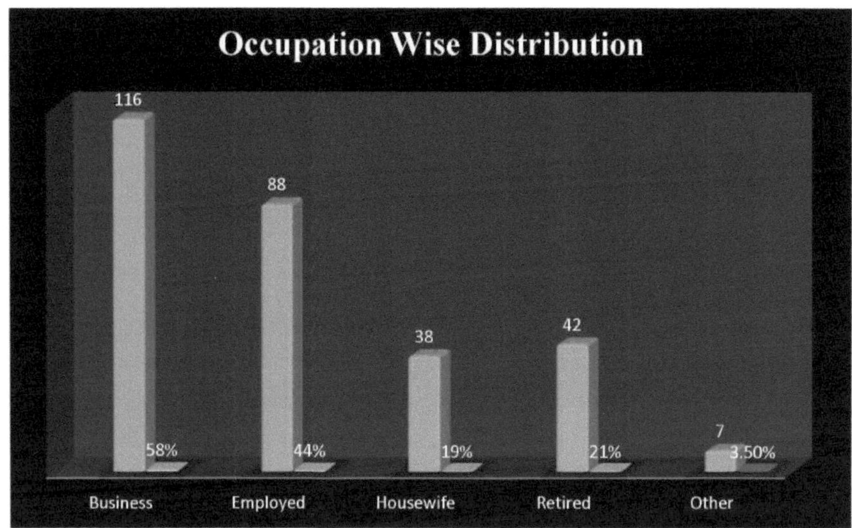

Fig 5.3 Distribuição das profissões

Distribuição por dieta:-

No presente estudo, todos os doentes inscritos foram divididos em dois grupos de dieta: doentes vegetarianos e doentes com dieta mista. A figura mostra a categorização dos doentes incluídos no estudo de acordo com o seu estado de dieta. No estudo, foram incluídos 201 doentes, dos quais 98 (49%) eram vegetarianos e 103 (51,50%) tinham uma dieta mista.

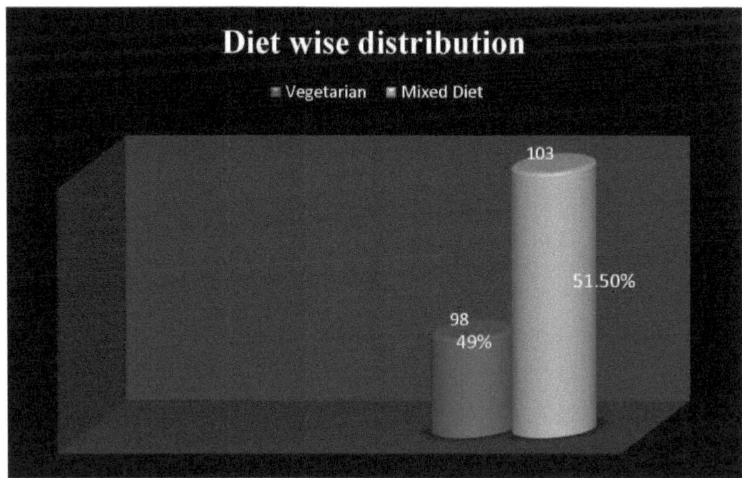

Fig 5.4 Distribuição por regime alimentar

Distribuição em função do historial social:-

Os doentes foram divididos em 3 categorias na história social dos doentes:

1. Nenhum

2. Fumador/alcoólico

3. Fumador

4. Alcoólico

No presente estudo, 43 (21,50%) doentes não eram propensos a qualquer dependência. 28 (14%) doentes eram fumadores e alcoólicos, 48 (24%) doentes tinham o hábito de fumar no passado e fumam atualmente. 82 (41%) doentes tinham o hábito de consumir álcool, entre os quais 48 doentes tinham o hábito no passado e 34 doentes tinham o hábito de consumir álcool atualmente.

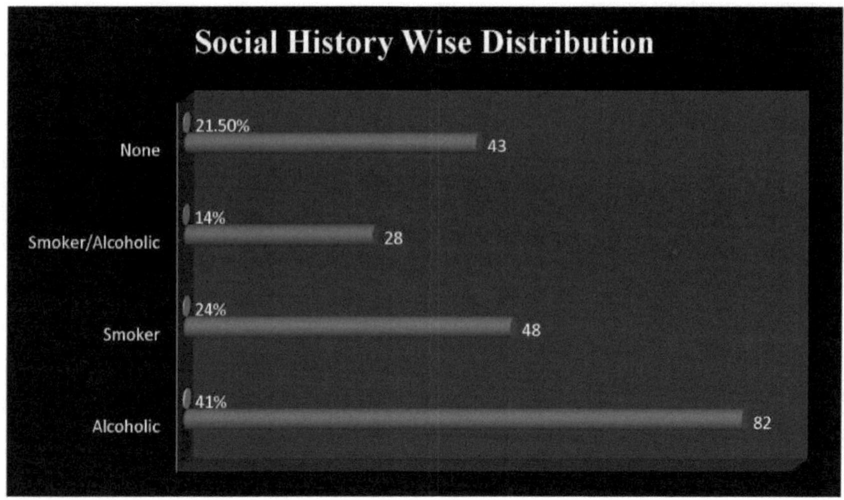

<u>Fig. 5.5 Distribuição por história social</u>

Distribuição do índice de massa corporal dos pacientes:-

A figura mostra a categorização dos doentes incluídos no estudo de acordo com o seu Índice de Massa Corporal. Os doentes foram divididos em quatro grupos de IMC: Abaixo do peso, normal, com excesso de peso e obeso. 16 (8 %) doentes encontravam-se no grupo da categoria de baixo peso, o máximo de doentes 69 (34,50 %) encontrava-se na categoria normal, o mesmo acontecendo com 61 (30,50 %) na categoria de excesso de peso e o mínimo de doentes 55 (27,50 %) na categoria de obesidade.

Abaixo do peso	Normal	Excesso de peso	Obeso
< 18.50	18.50-24.99	25.00-29.9	≥ 30

Tabela 5.2 Intervalos normais de IMC

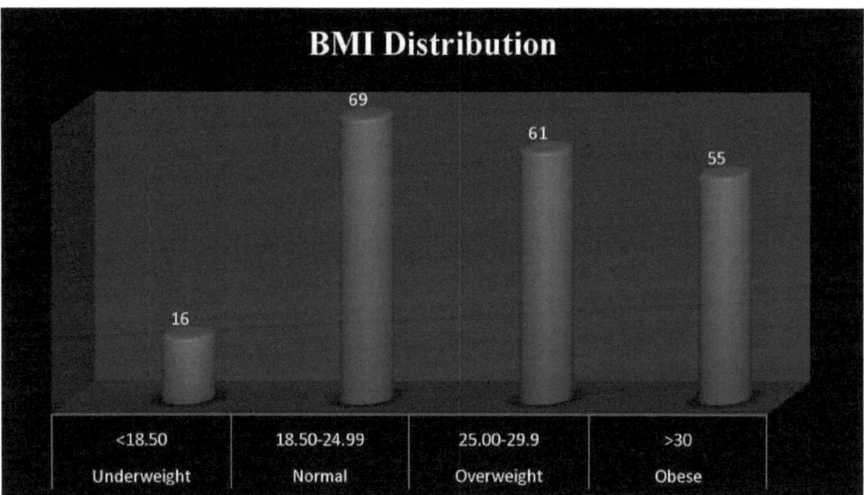

<u>**Fig 5.6 Distribuição do IMC**</u>

Distribuição das doenças dos doentes:-

Na fig. 5.6 é apresentada a distribuição por doença dos doentes: 96% (184) dos doentes sofrem de hipertensão 81% (162) dos doentes sofrem de hiperlipidemia 57,5% (115) dos doentes sofrem de mais de quatro problemas de saúde. Tal como na figura abaixo, a participação dos doentes nos cuidados de saúde é de 34,5% (69) doentes que sofrem de hipertensão 30,5% (61) doentes que sofrem de hiperlipidemia e 19% (38) doentes que sofrem de mais de quatro problemas de saúde. No grupo dos cuidados farmacêuticos, 38,5% (77) dos doentes sofrem de hipertensão arterial, 34,5% (69) dos doentes sofrem de hiperlipidemia e 26% (52) dos doentes sofrem de outros problemas de saúde.

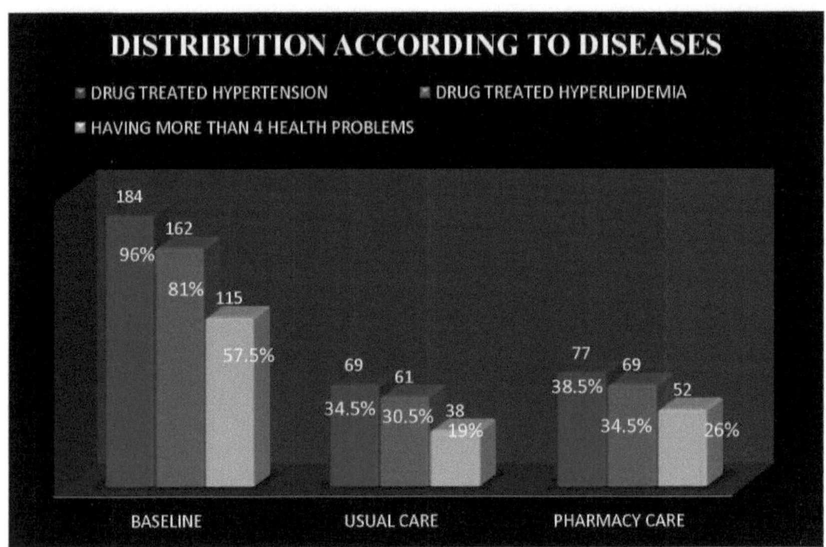

Fig. 5.7 Distribuição dos doentes de acordo com as doenças

Escala de adesão à medicação de Morisky:-

As pontuações de ambas as versões de resposta foram distorcidas, com a maioria dos indivíduos a referir uma boa adesão, como mostra a figura. Quando as respostas da MMAS foram cruzadas com as alterações abertas nas referências clínicas, observaram-se algumas inconsistências. Alguns dos que obtiveram pontuações baixas na escala referiram não aderência por razões não captadas pelos itens da escala (por exemplo, o regime de medicamentos foi modificado).

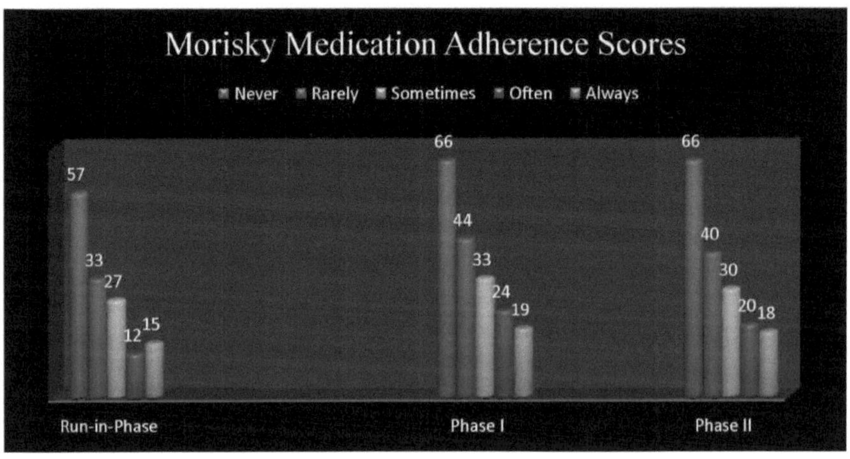

Fig. 5.8 Respostas dos doentes às perguntas sobre a pontuação MMAS

QUADRO 1b Resumo das respostas às perguntas da escala de Morisky administradas com uma opção de resposta de 5 pontos: nunca=0; raramente=1; às vezes=2; frequentemente=3; sempre=4 (n=161).

Questions	Percent (number)				
Responses (Coding)	0	1	2	3	4
Do you ever forget to take your medications?	48.8	37.5	12 .5	0.6	0. 6
Are you careless at times about taking your medications?	80.0	11.3	8.1	0.6	0.0
When you feel better, do you sometimes stop taking your medications?	83.8	4.4	9.4	1.9	0.6
Sometimes if you feel worse when you take your medications, do you stop taking them?	77.5	6.9	7.5	1.9	6.3

Distribuição das pontuações	Total da amostra
0	28.5 (57)
1	16.5 (33)
2	13.5 (27)
3	6 (12)
4	7.5 (15)
5	33(66)
6	44(22)
7	16.5(33)
8	9.5(19)

Foi perguntado aos sujeitos: "Pensando nos medicamentos que lhe foram PRESCRITOS pelo(s) seu(s) médico(s), responda às seguintes perguntas".

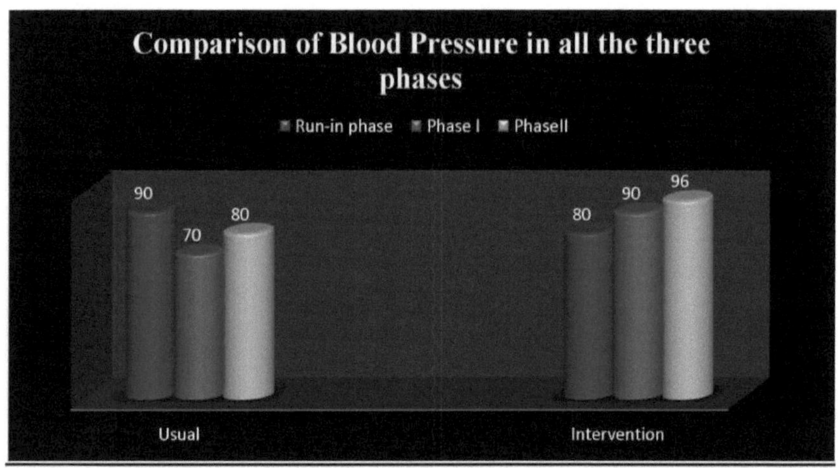

Fig 5.9 Comparação da tensão arterial nas três fases Grupo de cuidados habituais Vs Intervenção

grupo

Dos 200 doentes do estudo, 1 não forneceu avaliações de base completas; por conseguinte, 199 contribuíram para os dados. A percentagem de idade dos doentes do estudo era de 60-80 anos. Os factores de risco cardiovascular eram prevalentes, incluindo hipertensão tratada com medicamentos em 184 doentes (91,5%) e hiperlipidemia tratada com medicamentos em 162 doentes (80,6%). Os doentes tomavam diferentes medicamentos crónicos diários. A adesão à medicação na linha de base no final da fase de execução foi de 61,2% (13,5%). Após o início do programa de cuidados farmacêuticos de 6 meses, registou-se uma melhoria na adesão à medicação na visita de 4 meses à farmácia. Aos 4, 6 e 8 meses, a adesão à medicação foi de 96% ou superior. Na conclusão da fase 1 (8 meses), o ponto final primário foi atingido com uma adesão à medicação de 96,9%, representando uma alteração absoluta na adesão de 35,5% . A proporção de doentes em que todos os medicamentos crónicos foram tomados com uma taxa de adesão de pelo menos 80%, um ponto de corte comummente aceite para definir um nível aceitável de adesão à medicação, aumentou de 5,0% para 98,7%

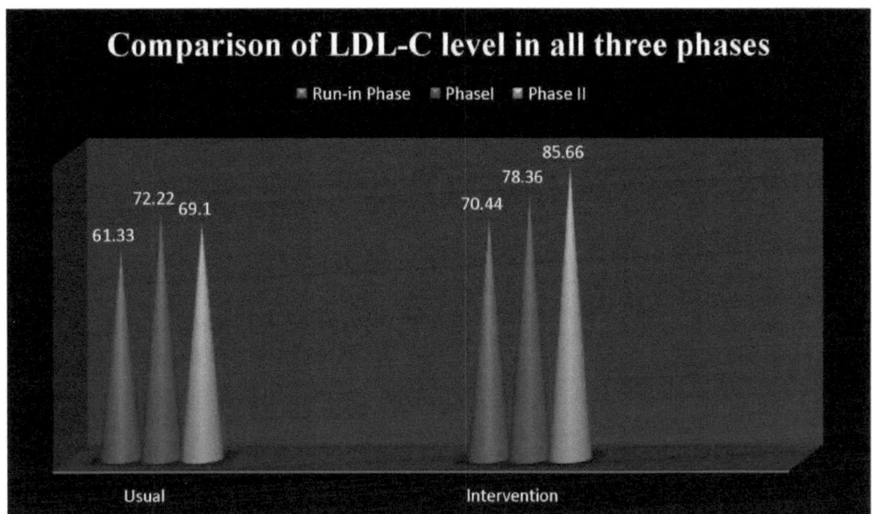

Fig 5.10 Comparação do nível de LDL-C nas três fases Grupo habitual Vs Grupo de intervenção

A melhoria da adesão foi associada a melhorias em ambos os pontos finais secundários (PA e LDL-C). Entre os pacientes com hipertensão tratados com medicamentos (n=184), a PA sistólica foi reduzida. A PA diastólica não foi significativamente reduzida. Não se registou qualquer alteração no número de agentes anti-hipertensores tomados desde o início até ao final da fase 1. Entre os pacientes com hiperlipidemia tratados com medicamentos (n = 162), o LDL-C diminuiu de (26,1) mg/dL para 86,8 mg/dL. .

Após a conclusão bem sucedida da fase 1 (n=159), os doentes foram aleatorizados para continuarem a receber cuidados farmacêuticos (n=83) ou para regressarem ao seu método anterior (de base) de administração da medicação (cuidados habituais; n=76). As características dos 2 grupos eram semelhantes no que diz respeito à idade, sexo, adesão à medicação de base e outras características de base.

O grupo de cuidados farmacêuticos continuados apresentou uma adesão média (DP) sustentada à medicação (95,5%), ao passo que a adesão à medicação diminuiu no grupo de cuidados habituais (69,1%).

A fase de rodagem inclui os meses 1 e 2. A fase 1 consiste em cuidados farmacêuticos, incluindo educação sobre medicamentos nos meses 4, 6 e 8. A adesão à medicação pode exceder os 100% quando os doentes tomam erradamente mais medicamentos do que deviam (consumo duplicado de medicamentos).

(em comparação com o método inicial de administração de medicamentos) de receber ajuda com os seus medicamentos. Uma análise pré-especificada das alterações associadas na PA e nos níveis lipídicos no grupo de cuidados farmacêuticos continuados mostrou reduções significativas na PA sistólica e na PA diastólica.

O número médio (DP) de agentes anti-hipertensores utilizados foi semelhante entre os grupos de tratamento (cuidados farmacêuticos continuados vs. cuidados habituais)

O LDL-C não sofreu mais reduções em 9 meses no grupo de cuidados farmacêuticos continuados e não foi diferente entre os grupos de estudo. Os doentes que não concluíram a fase de rodagem, a fase 1 e a fase 2 eram comparáveis aos doentes que concluíram cada fase no que diz respeito a todas as características de base, como se mostra na Tabela 1, exceto que os desistentes após as fases 1 e 2 tinham maior probabilidade de ser homens. Entre os pacientes que completaram o estudo, a adesão às visitas do estudo foi de 100%, uma vez que o estudo foi a fonte de recarga da medicação.

VARIÁVEIS DE SEGURANÇA:

1. Incidência de <u>eventos adversos</u>:

No presente estudo, foram incluídos 156 doentes. Durante todo o estudo, os doentes de ambos os grupos registaram alguns acontecimentos adversos, como depressão, obstipação, sonolência e dores musculares. Mas à medida que avançamos e observamos o gráfico abaixo, na fase I, os doentes do grupo habitual sofrem mais de acontecimentos adversos em comparação com o grupo de intervenção. Na fase II, o acontecimento é mais progressivo do que nas fases anteriores.

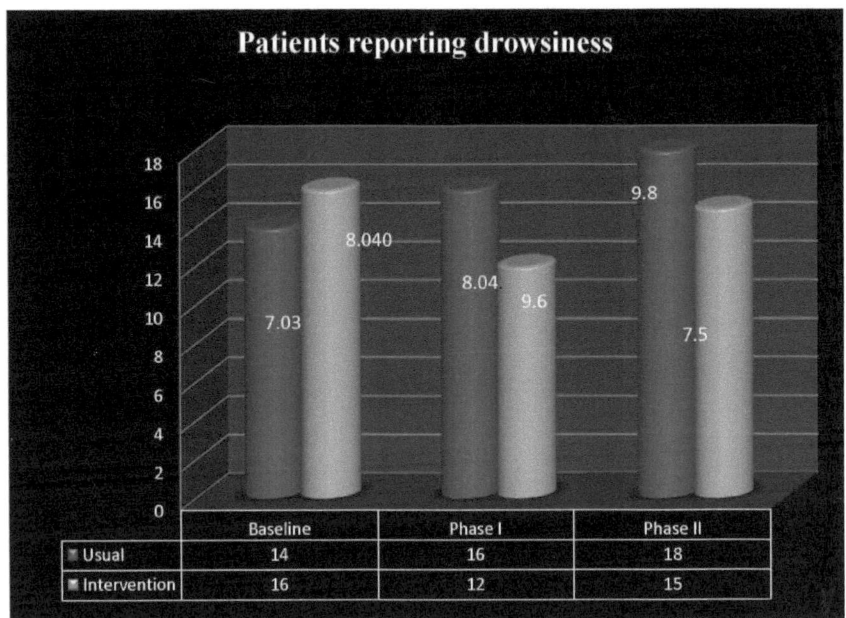

Fig 5.11 Doentes que referem sonolência

Doentes que sofrem de depressão durante o estudo:

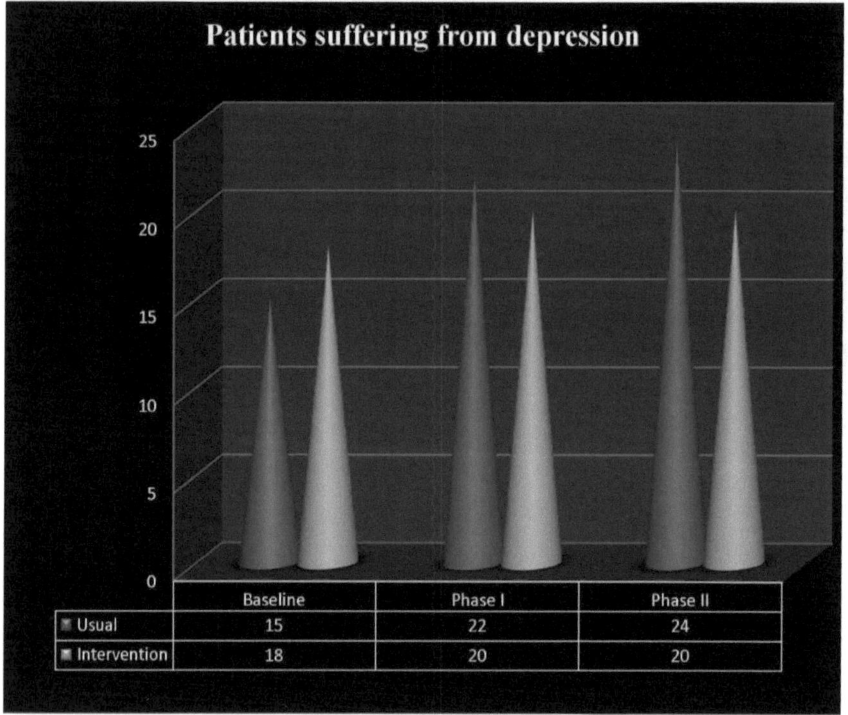

Fig 5.12Pacientes afectados por depressão

No presente estudo, foram incluídos 199 doentes, dos quais alguns foram afectados por eventos adversos, como a depressão, durante todo o estudo, como se pode ver na Fig. 5.11. Durante o estudo, observou-se que os doentes do grupo de cuidados habituais sofriam de depressão mais do que os do grupo de intervenção.

Doentes que sofrem de dores musculares durante o estudo:

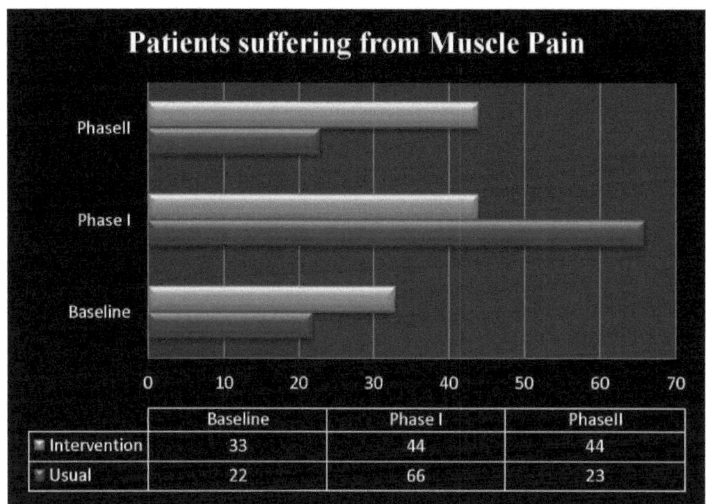

	Baseline	Phase I	PhaseII
Intervention	33	44	44
Usual	22	66	23

Fig 5.13 Pacientes que sofrem de dores musculares

No presente estudo, foram incluídos 199 doentes, dos quais alguns foram notificados de eventos adversos, como dores musculares, durante todo o estudo, como se pode ver na Fig. 5.12. Durante o estudo, no grupo de intervenção, foram observados 33 (16,58%) na linha de base, 44 (22,11%) na Fase I e 44 (22,11%) na Fase II, com dores musculares. No grupo de cuidados habituais, foram observadas 22 (11,05%) na linha de base, 66 (33,66%) na Fase I e 23 (11,55%) na Fase II.

CAPÍTULO N. 04 DISCUSSÃO

O National Council on Patient Information and Education (Conselho Nacional para a Informação e Educação dos Doentes) designou corretamente a não adesão à medicação como "o problema mundial dos outros medicamentos". O problema da não adesão à medicação representa um risco ainda maior para os doentes idosos **(American Heart Association, Chicago, Ill, 13 de novembro de 2006).** A má adesão à medicação é comum, mórbida, dispendiosa e difícil de tratar. Entre os idosos, a polifarmácia, o uso de múltiplos medicamentos que resulta em regimes complicados, é uma barreira importante na adesão à medicação.

Este estudo pretendeu investigar o efeito de um programa abrangente de cuidados farmacêuticos, composto por formação de farmacêuticos clínicos e utilização de uma técnica de autoavaliação, como a escala de adesão à medicação de Morisky, na população e associar esta intervenção a um melhor controlo da PA e do colesterol LDL, substitutos do risco clínico cardiovascular.

Por vezes, os doentes têm dificuldade em seguir um regime de tratamento complicado. Neste estudo, os doentes com hipertensão e hiperlipidemia tratadas com medicamentos foram seleccionados para receberem cuidados farmacêuticos e cuidados habituais. Os doentes foram avaliados quanto aos seus conhecimentos e receberam instruções sobre a utilização dos medicamentos.

De acordo com o registo, durante os 9th meses de intervenção, os pacientes do grupo de intervenção tiveram uma maior adesão à medicação do que os pacientes do grupo de cuidados habituais. Esta diferença pode ser dissipada no prazo de 2 meses após a interrupção da intervenção. Os doentes do grupo de intervenção também tiveram menos exacerbações que resultaram em visitas ao serviço de urgência ou hospitalizações do que os doentes do grupo de cuidados habituais.

A intervenção educativa do farmacêutico pode melhorar a adesão à medicação e os resultados em doentes com elevado risco de doenças cardiovasculares. **(Ann Intern Med. 2007;146:714-725)**

A não adesão à medicação entre os idosos é um problema prevalente e dispendioso. Entre os adultos com idade igual ou superior a 65 anos, a prevalência de doentes com 2 ou mais problemas de saúde crónicos é elevada (65%) 13 e conduz à utilização frequente de múltiplos medicamentos. Previsivelmente, a complexidade destes regimes promove a não adesão à medicação. **(*Med Care.* 2005;43:521-530).**

A não adesão à medicação é particularmente problemática para doenças assintomáticas, como a hipertensão e a hiperlipidemia, apesar do perfil de tolerabilidade favorável de muitos medicamentos utilizados no seu tratamento. Num estudo retrospectivo16 de 4053 doentes com idade igual ou superior a 65 anos a quem foram prescritos medicamentos para a hipertensão e a hiperlipidemia, a adesão a ambas as classes

de medicação diminuiu rapidamente para 40,5% no intervalo de 3 meses, e depois para 32,7% aos 6 meses, estabilizando-se a partir daí. (*JAMA*. **2002; 288:462-467**).

As baixas taxas de adesão conduzem a um aumento dos resultados adversos em termos de saúde, incluindo o aumento das consultas em ambulatório, das idas ao serviço de urgência e das hospitalizações. Numa análise de uma base de dados de pedidos de indemnização, os doentes que eram aderentes e que tinham hipertensão ou hiperlipidemia apresentaram riscos de hospitalização por todas as causas até 50% mais baixos.5 Este problema pode ser ampliado no tratamento de doenças cardiovasculares, em que até 50% dos internamentos cardiovasculares podem ser atribuídos à não aderência. Além disso, embora os custos dos medicamentos para os doentes aderentes sejam mais elevados, os custos globais dos cuidados de saúde relacionados com o menor número de internamentos hospitalares são substancialmente inferiores nos doentes aderentes. Em contraste com a extensa literatura existente sobre a eficácia das intervenções farmacológicas, foram realizados poucos ensaios prospectivos de intervenções de adesão e as provas provenientes de ensaios aleatórios são escassas. (*J Manag Care Pharm*. **2004; 10:404-411**)

Até à data, estes ensaios forneceram poucas provas de que a adesão à medicação pode ser melhorada de forma consistente e duradoura com os recursos normalmente disponíveis em contextos clínicos e de que essa intervenção conduz a melhores resultados em termos de saúde. Em geral, acredita-se que as intervenções multicomponentes, incluindo características cognitivas e comportamentais, são mais eficazes.

Identificação de doentes com fraca adesão:

O principal resultado do estudo foi a identificação dos doentes com fraca adesão, tendo sido somados os itens da escala de Morisky e apresentada uma descrição. Durante a fase de rodagem, 30% dos doentes mostraram uma fraca adesão, mas na fase I, fase II, a adesão à medicação aumentou para 66%. A fraca adesão está relacionada com a forma como um doente avalia a necessidade pessoal de um medicamento face a uma variedade de necessidades, desejos e preocupações (efeitos adversos, estigma, crenças culturais, custo, etc.).

Existem muitos factores que afectam a adesão, que podem ser devidos à própria doença, dado que a hipertensão é uma doença mortal que não possui sinais de alerta (assintomática) e é frequentemente conhecida como "assassino silencioso". De facto, a maior parte dos doentes só descobrem que a sua tensão arterial está elevada quando têm algum problema. Em **2008, Paul S.** descobriu que a maioria dos doentes hipertensos crónicos tem dificuldade em aderir ao regime prescrito.

A não adesão à medicação entre os idosos é um problema prevalente e dispendioso. Entre os adultos com idade igual ou superior a 65 anos, a prevalência de doentes com 2 ou mais problemas de saúde crónicos é elevada (65%) 13 e conduz à utilização frequente de múltiplos medicamentos. Não é de surpreender que a complexidade destes regimes promova a não adesão à medicação. A não adesão à medicação é particularmente problemática para doenças assintomáticas, como a hipertensão e a hiperlipidemia, apesar do perfil de tolerabilidade favorável de muitos medicamentos utilizados no seu tratamento. As baixas taxas de adesão conduzem a um aumento dos resultados adversos em termos de saúde, incluindo o aumento das consultas em ambulatório, das idas ao serviço de urgência e das hospitalizações. Numa análise de uma base de dados de pedidos de indemnização, os doentes que eram aderentes e que tinham hipertensão ou hiperlipidemia apresentaram riscos de hospitalização por todas as causas até 50% mais baixos.

(Med *Care*.1998; 36:1138-1161)

São aprovadas várias limitações ao presente estudo. A generalização dos nossos resultados está limitada a doentes idosos que tomam múltiplos medicamentos crónicos e pode não se aplicar a populações especializadas, como os idosos em residências assistidas ou com problemas de memória. O nosso estudo não avaliou medidas formais da função cognitiva. O desenho do nosso estudo fornece evidências sobre o seu impacto global na adesão, na PA e no LDL-C, mas não consegue distinguir o impacto individual dos seus componentes.

CAPÍTULO NO. 05 CONCLUSÃO

De acordo com o estudo, concluímos que os programas completos de farmácia, compostos pela educação dos doentes e pela técnica de autoavaliação, foram associados a melhorias significativas e sustentadas na adesão à medicação entre os doentes que receberam medicação complexa, com níveis reduzidos de tensão arterial e de colesterol LDL, o que sugere que esses programas podem conduzir a melhorias significativas nos resultados em matéria de saúde.

Os resultados do estudo exigem uma maior ênfase no sistema de prestação de cuidados de saúde e em diferentes organizações no desenvolvimento e promoção de programas clínicos para melhorar a adesão à medicação, particularmente na população idosa de alto risco.

CAPÍTULO NO. 06 BIBLIOGRAFIA

Sétimo relatório do Comité Nacional Misto para a Prevenção, Deteção, Avaliação e Tratamento da Pressão Arterial Elevada - Relatório JNC 7. JAMA 2003, página n.º 2560-2572.

Schoenberg NE. The relationship between perceptions of social support and adherence to dietary recommendations among African-American elders with hypertension. Int J Aging HUM Dev Page No.279-297.

Wilper AP, Woolhandler S, Lasser KE, McCormick D, Bor DH, Himmelstein DU. A national study of chronic disease prevalence and access to care in uninsured US adults. An Intern Med.2008;149(3),Page No.170-176

Morisky, D.E, Green, L.W.,& Levine, D.M.Concurrent and predictive vlidity of a self-reported measure of medication adherence.Medical Care 2000 Vol 24, Page No.67-74.

Piette,J.D, Heisler, M., Ganoz, D., McCarthy, J.F., & Valenstein, M. Differential medication adherence among patients with diabetes and hypertension.2007; Vol. 58,Page No.207-212

Haynes, R.B., McDonald, H., Garg,A.X., & Montgue,P.Intervenções para ajudar os pacientes a seguir as prescrições de medicamentos.Journal of the American Medical Association 2002; Vol 288, Page No.2880-2883

Pardeshi milind et al, Comparison of efficacy and safety of amlodipine and felodipine-ER in patients of essential hypertension. Nissinen A et al, Hypertension in developing countries, *World Health statistics quarterly*, 1998;41:141-154.

Kumar Praveen et al, Cardiovascular disease, *Kumar and clarke's clinical medicine*, 2002, 5ª edição, 818.

Boon N A et al, Cardiovascular disease. *Davidson's principals and Practice of medicine* 2002, 19ª edição, 392.

Hamilton R A, Bricelaand LL, *use of prescription refill lrecords to Assess patient compliance*, 2009; 49:1691-1696.

Cockburn J, Gibbered R W, Reid A L, Sanson Fisher R W, determinantes do não cumprimento de um regime antibiótico de curta duração, *BR medical Journal*, 1987; 295: 814-818.

Pascal Bovet et al, Electronic compliance monitoring in resistant Hypertension: basis of rational therapeutic decisions, *Journal of Hypertension* 2001; 19: 335-341.

Grupo de estudo da hipertensão: Prevalence, awareness, treatment, and control of hypertension among elderly in Bangladesh and India: a multicentre study. *Boletim do Órgão Mundial de Saúde*

2001, 79 (6) :490-500.

Cockcroft DW, Gault MH. Previsão da depuração da creatinina a partir da creatinina sérica. *Nephron*. 1976; 16(1):31-41.

Lang RM, Bierig M, Devereux RB, et al. Recommendations for chamber quantification: a report from the American Society of Echocardiography's Guidelines and Standards Committee and the Chamber Quantification Writing Group, developed in conjunction with the European Association of Echocardiography,a branch of the European Society of Cardiology. *J Am Soc Echocardiogr*.2005; 18(12):1440-1463.

Owan TE, Hodge DO, Herges RM, Jacobsen SJ, Roger VL, Redfield MM. Trends in prevalence and outcome of heart failure with preserved ejection fraction (Tendências na prevalência e resultados da insuficiência cardíaca com fração de ejeção preservada). *N Engl J Med.* 2006;355(3):251-259.

Wu JR, Moser DK, Lennie TA, Peden AR, Chen YC, Heo S. Factores que influenciam a adesão à medicação em doentes com insuficiência cardíaca. *Heart Lung*. 2008;37(1):8-16.

Calvert MJ, Shankar A, McManus RJ, Ryan R, Freemantle N. Evaluation of the management of heart failure in primary care. Fam *Pract*. 2009;26(2):145-153.

Shah SJ, Gheorghiade M. Heart failure with preserved ejection fraction: treat now by treating comorbidities. *JAMA*. 2008;300(4):431-433.

Evangelista LS, Berg J, Dracup K. Relação entre variáveis psicossociais e adesão em pacientes com insuficiência cardíaca. *Heart Lung*. 2001;30(4):294-301.

Farmer KC. Métodos para medir e monitorizar a adesão ao regime de medicação em ensaios clínicos e na prática clínica. *Clin Ther*. 1999;21(6):1074-1090.

Gwadry-Sridhar FH, Arnold JM, Zhang Y, Brown JE, Marchiori G, Guyatt G. Estudo piloto para determinar o impacto de uma intervenção educacional multidisciplinar em pacientes hospitalizados com insuficiência cardíaca. *Am Heart J*.2005;150(5):982.

Cole JA, Norman H, Weatherby LB, Walker AM. Drug copayment and adherence in chronic heart failure: effect on cost and outcomes. *Pharmacotherapy*.2006;26 (8):1157-1164.

Doshi JA, Zhu J, Lee BY, Kimmel SE, Volpp KG. Impact of a prescription copayment increase on lipid-lowering medication adherence inveterans.*Circulation*.2009;119 (3):390-397.

Balfour DC III, Evans S, Januska J, et al. Medicare Part D-a roundtable discussion of current issues and trends. *J Manag Care Pharm*. 2009;15(1)(suppl A): 3-9.

Federman AD, Adams AS, Ross-Degnan D, Soumerai SB, Ayanian JZ. Supplemental insurance and use of effective cardiovascular drugs among elderly Medicare beneficiaries with coronary heart disease. *JAMA*.2001; 286(14):1732-1739.

Grymonpre R, Cheang M, Fraser M, Metge C, Sitar DS. Validity of a prescription claims database to estimate medication adherence in older persons. *Med Care*. 2006; 44(5):471-477.

. chobanian AV, bakris GL, black HR, et.al, and the national high blood pressure education program coordinating Committee, The Seventh Report of the Joint National Committee on Prevention, Detection, Evaluation, and Treatment of High Blood Pressure. O relatório JNC 7. JAMA 2003; 289:3560-72

1990 Organização Mundial de Saúde - Sociedade Internacional de Hipertensão Directrizes para o Tratamento da Hipertensão. Subcomité das directrizes. J Hyper tens 1999;17:151-83.

Série de Directrizes para a Prática Clínica dos Cuidados de Saúde Primários: Hipertensão, Kuwait. Ministério da Saúde, departamento central dos Cuidados de Saúde Primários 2001;2 Arauz Pacheco C, Parrott MA, Raskin P. The treatment of hypertension in adult patients with diabetes. Diabetes Care 2002; 25:134-47

Comité Nacional Conjunto. Quinto relatório do Comité Nacional Conjunto para a Deteção, Avaliação e Tratamento da Pressão Arterial Elevada. Arch Intern Med 1993; 153:154-83

Neaten Jo, Grimm J, Richard H, et.al. Treatment of mild hypertension study. Relatório final do grupo de investigação. JAMA 1993; 270:71324

Houston MC. Hypertension strategies for therapeutic intervention and prevention of end- organ damage. Prim Care 1991; 18:713-53

Blackburn DF, Dobson RT, Blackburn JL, Wilson TW. Cardiovascular morbidity associated with nonadherence to statin therapy. *Pharmacotherapy*. 2005;25:1035-1043.

Abughosh SM, Kogut SJ, Andrade SE, Larrat P, Gurwitz JH. Persistence with lipid-lowering therapy: influence of the type of lipid-lowering agent and drug benefit plan option in elderly patients. *J Manag Care Pharm*. 2004; 10:404-411.

Jackevicius CA, Mamdani M, Tu JV. Adesão à terapia com estatinas em pacientes idosos com e sem síndromes coronárias agudas. *JAMA*. 2002;288:462- 467.

Col N, Fanale JE, Kronholm P. The role of medication noncompliance and adverse drug reactions in hospitalizations of the elderly. *Arch Intern Med*. 1990;150:841-845.

Sokol MC, McGuigan KA, Verbrugge RR, Epstein RS. Impact of medication adherence on hospitalization risk and healthcare cost. *Med Care*. 2005;43:521- 530.

CAPÍTULO NO. 07 Anexo

PROFORMA I

Nome:

Idade: anos **Sexo:**   M

F

Cartão OPD:

Peso: Kgs **Altura:** cms

Endereço e número de telefone:

Profissão: Empresário/empregador/esposa/outro

Formulário de relatório de caso:

História social:

1) Vegetariano/não vegetariano/misto

2) Fumador/não fumador

3) Alcoólico/Não alcoólico

Histórico de medicação:

História médica anterior:

História familiar:

Queixas presentes:

Ao exame:

Peso (Kg)

IMC = ---------------------------------------

Altura (m)^2

Abaixo do peso	Normal	Excesso de peso	Obeso

< 18.50	18.50-24.99	25.00-29.9	≥ 30

Frequência cardíaca:-

Linha de base				No final do estudo

Pressão sanguínea:-

Linha de base				No final do estudo

Data do controlo:

Revisão em:

Diagnóstic   Nome do consultor:

PROFORMA II

Tabela 1:

Características dos doentes	Parâmetros
1) Idade	
2)Homem	
3)Feminino	
4)IMC	
5)Tensão arterial	
6)Nível de escolaridade a. Primário b. Secundário c. Terciário	

7)Hábitos sociais a. Fumador b. Fumador e alcoólico c. Nenhum	

Detalhes da medicação:

Tabela 2:

Sr. não	Medicamentos	Dose	Frequência	Rota	Duração

Tabela 3: Distribuição da pontuação da escala MMA em vários níveis de intervenção

Distribuição das pontuações	Total de amostras %		
	Intervenção de base	Primeira intervenção	Segunda intervenção
0			
1			
2			
3			
4			
5			
6			
7			
8			
9			

10			
Total			
MMAS	Escala de adesão à medicação de Morisky		

Fonte: Concurrent & predictive validity of a self-reported measure of medication adherence)

Questionário da escala de Morisky: (assinalar com um círculo o número correto)

	Não=0	Sim=1
1) Por vezes esquece-se de tomar os seus comprimidos para a saúde?		
2) Por vezes, as pessoas não tomam os seus medicamentos por outras razões que não o esquecimento. Pensando nas últimas duas semanas, houve algum dia em que não tomou o seu medicamento (preocupação de saúde)?		
3) Alguma vez deixou de tomar os seus medicamentos sem informar o seu médico, porque se sentia pior quando os tomava?		
4)Quando sente que o seu (problema de saúde) está sob controlo, por vezes deixa de tomar o seu medicamento?		
5) Tomar medicamentos todos os dias é um verdadeiro incómodo para algumas pessoas. Alguma vez se sentiu incomodado por ter de seguir o seu plano de tratamento para a P.B.?		

Motivo da não adesão em resposta a perguntas abertas:

N.º Sr.	Motivo	Número (%)
	Não adesão intencional	

1.	Efeitos secundários	
2.	Alterar o regime conforme necessário	
3.	Pensa que os medicamentos não são eficazes	
4.	Não se importa de tomar medicamentos	
5.	Omitir medicamentos se estiver doente	
6.	Alterar o esquema de dosagem por conveniência	
7.	Parar os medicamentos se ainda forem necessários	
8.	Modificar os diuréticos devido ao aumento das micções	
9.	Jejum uma vez por mês	
	Aderência não intencional	
1.	Esquecer	
2.	Confuso/escondendo pílulas	
3.	Demasiado caro	
4.	Dificuldade em engolir comprimidos	
5.	Problemas na leitura dos rótulos	
6.	Em caso de esgotamento(a farmácia faz entregas tardias ou comete erros	
	Total não intencional	
	Total de motivos comunicados para a não adesão	

Aderência em relação ao número de medicamentos prescritos :

| Número   de | N.º de doentes | N.º de queixas na | |
| medicamentos | | linha de base . | Número de queixas |
prescritos			na intervenção final

FORMULÁRIO DE CONSENTIMENTO INFORMADO

(Também o forneceremos na língua Marathi).

Título do estudo: Avaliação da adesão à medicação em pacientes que sofrem de doenças cardiovasculares.

Número do estudo:-......................Iniciais do sujeito:...

Nome do sujeito:

Data de nascimento / idade:-................................Sexo:-.........................

Endereço:-

1. Confirmo que li e compreendi a data da ficha de informação relativa ao estudo supramencionado e que tive oportunidade de colocar questões   [ ].

2. Declaro ter conhecimento de que a minha participação no estudo é voluntária e que sou livre de me retirar a qualquer momento, sem indicar qualquer motivo, sem que os meus cuidados médicos ou direitos legais sejam afectados.

3. Compreendo que o Promotor do estudo acima referido, outras pessoas que trabalhem em nome do Promotor, o Comité de Ética e as autoridades regulamentares não necessitarão de qualquer autorização para consultar os meus registos de saúde, tanto no que diz respeito ao estudo em curso como a qualquer outra investigação que possa ser realizada em relação ao mesmo, mesmo que eu me retire do ensaio. Concordo com este acesso. No entanto, compreendo que a minha identidade não será revelada em qualquer informação divulgada a terceiros ou publicada.

4. Concordo em não restringir a utilização de quaisquer dados ou resultados

decorrentes deste estudo, desde que essa utilização se destine apenas a fins científicos

[ ]

5. Concordo em participar no estudo supra[ ].

Assinatura (ou impressão digital) do sujeito: _______________________________

Representante da RUP (LAR): _____________________________ Data: _____________

Nome do signatário: ____

Assinatura do Investigador Clínico: _____________________ Data: _____________

Assinatura da testemunha: _______________________________ Data: _____________

Local do estudo: Instituto Asiático do Coração e Centro de Investigação, Mumbai.

CAPÍTULO NO. 08 DECLARAÇÃO DE EXONERAÇÃO DE RESPONSABILIDADE EDITORIAL

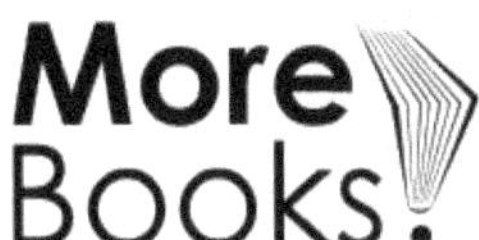

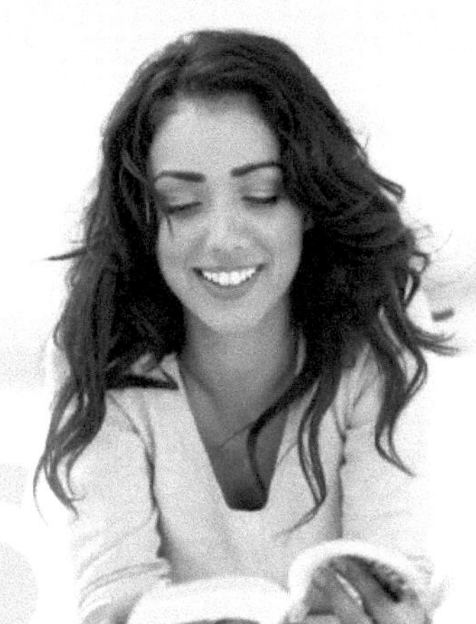

I want morebooks!

Buy your books fast and straightforward online - at one of world's fastest growing online book stores! Environmentally sound due to Print-on-Demand technologies.

Buy your books online at
www.morebooks.shop

Compre os seus livros mais rápido e diretamente na internet, em uma das livrarias on-line com o maior crescimento no mundo! Produção que protege o meio ambiente através das tecnologias de impressão sob demanda.

Compre os seus livros on-line em
www.morebooks.shop

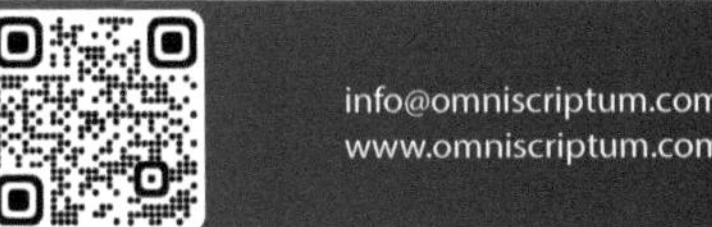

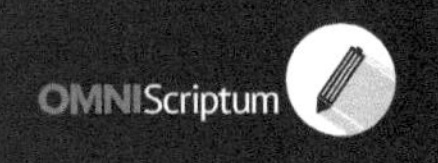

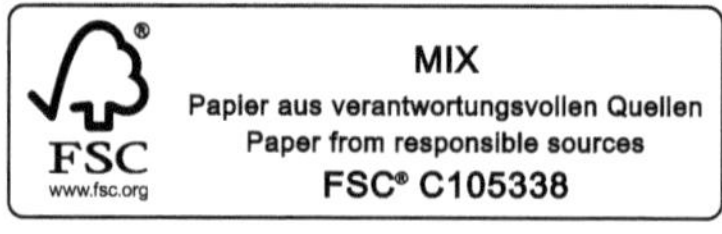

Printed by Books on Demand GmbH, Norderstedt / Germany